My
WLS
Journey

My Pre-WLS Self

____

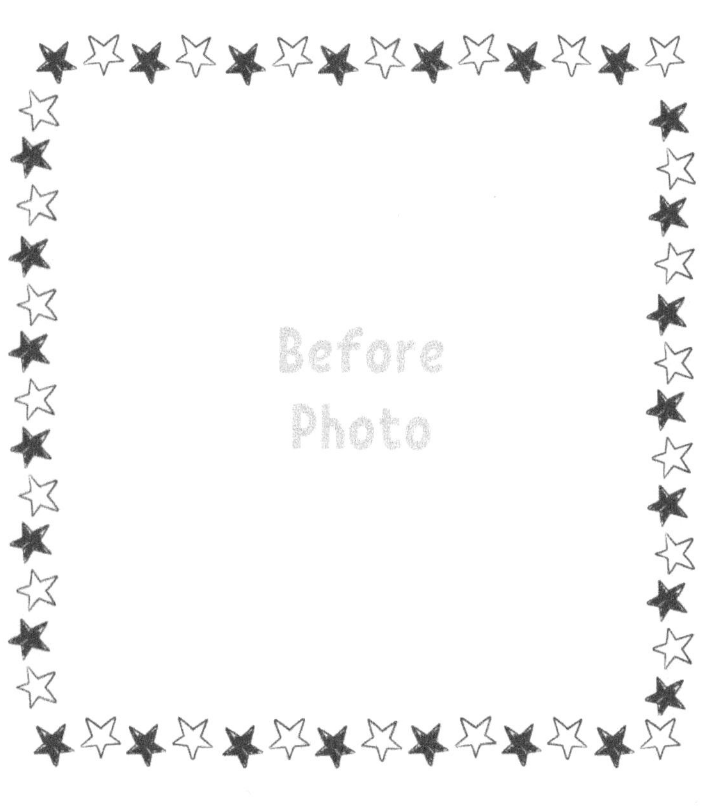

____
Date

Highest weight . . . .   __________

Surgery day weight . . . .   __________

1st Goal Weight . . . .   __________

2nd Goal Weight . . . .   __________

Ultimate Goal Weight . . . .   __________

Height . . . .   __________

Chest measurement . . . .   __________

Waist measurement . . . .   __________

Hip measurement . . . .   __________

WEEK 1: What I Can Eat & Drink

Guidelines To Follow

What Isn't Working For Me

Day 1 __________________ 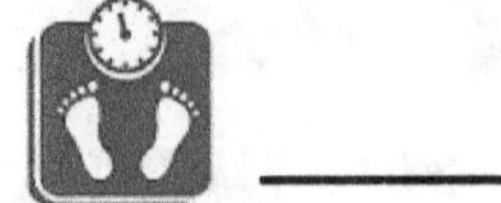 ______

★☆★ **Water / Fluids** O O O O O O O O O O ★☆★

Time	Food / Drink / Shake		Cals	Prt	Fat	Crb

Vitamins & Supplements

Exercise

NOTES

Day 2 ________________ 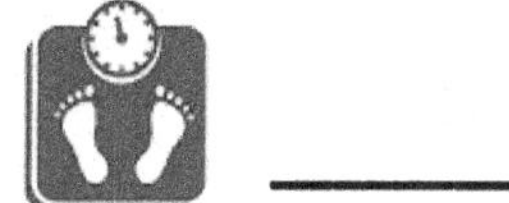 ____

★ ☆ ★ **Water / Fluids** o o o o o o o o o o ★ ☆ ★

Time	Food / Drink / Shake	Cals	Prt	Fat	Crb

Vitamins & Supplements

Exercise

NOTES

Day 3 ________________ 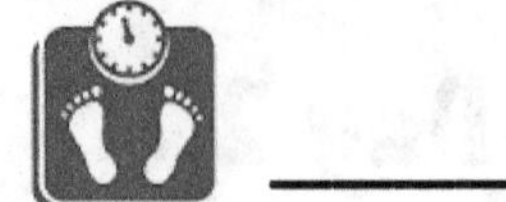 ____

Water / Fluids   O O O O O O O O O O

Time	Food / Drink / Shake		Cals	Prt	Fat	Crb

Vitamins & Supplements

Exercise

NOTES

Day 4 __________________ 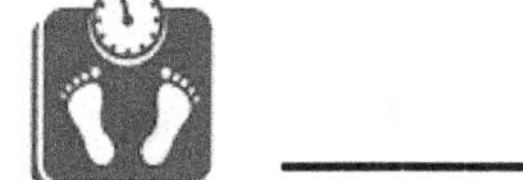 ______

★ ☆ ★ **Water / Fluids** o o o o o o o o o o ★ ☆ ★

Time	Food / Drink / Shake 🍽	Cals	Prt	Fat	Crb

Vitamins & Supplements 💊

Exercise 🚲 🏋 🏃 🧘

NOTES

Day 5 __________________   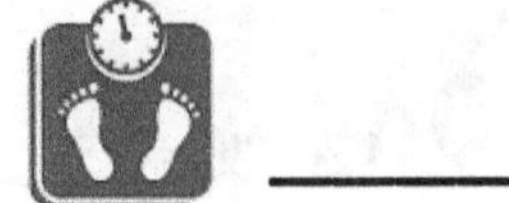 _______

Water / Fluids o o o o o o o o o o

Time	Food / Drink / Shake		Cals	Prt	Fat	Crb

Vitamins & Supplements

Exercise

NOTES

Day 6 ________________ 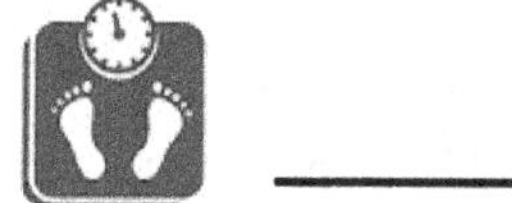 ____

★ ☆ ★   **Water / Fluids**   o o o o o o o o o o   ★ ☆ ★

Time	Food / Drink / Shake 🍽	Cals	Prt	Fat	Crb

Vitamins & Supplements 💊

Exercise 🚲 🏋 🏃 🧘

NOTES

Day 7 __________________ 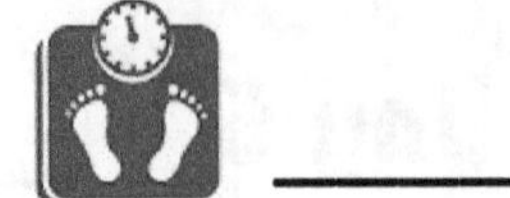 ____

Time	Food / Drink / Shake		Cals	Prt	Fat	Crb

Vitamins & Supplements

Exercise

NOTES

★✫★ WEEK 2: What I Can Eat & Drink ★✫★

★★★✫★ Guidelines To Follow ★★✫★✫★

★✫★ What Isn't Working For Me ★✫★

Day 8 ______________ 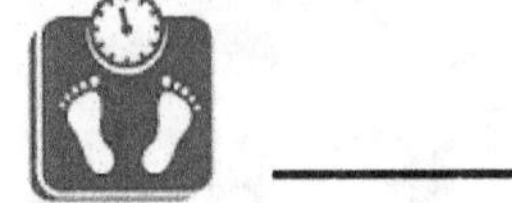 ______

✭☆✭ **Water / Fluids** O O O O O O O O O O ✭☆✭

Time	Food / Drink / Shake 🍽	Cals	Prt	Fat	Crb

Vitamins & Supplements 💊

Exercise 🚲 🏋 🏃 🧘

NOTES

Day 9 ______________________ 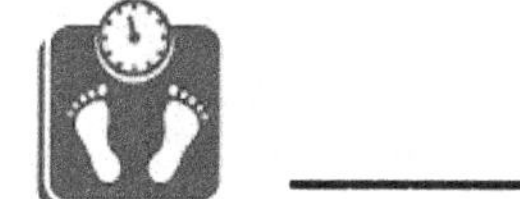 ______

✹☆✹ **Water / Fluids** o o o o o o o o o o ✹☆✹

Time	Food / Drink / Shake 🍽	Cals	Prt	Fat	Crb

Vitamins & Supplements 💊

Exercise 🚲 🏋 🏃 🧘

NOTES

Day 10 _______________________ 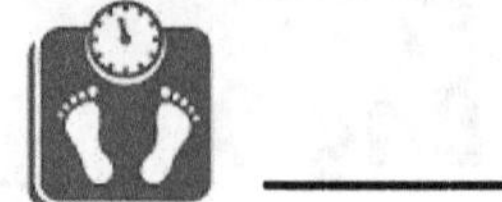 _______

★ ☆ ★   **Water / Fluids**   O O O O O O O O O O   ★ ☆ ★

Time	Food / Drink / Shake	Cals	Prt	Fat	Crb

Vitamins & Supplements

Exercise

NOTES

Day 11 ______________ 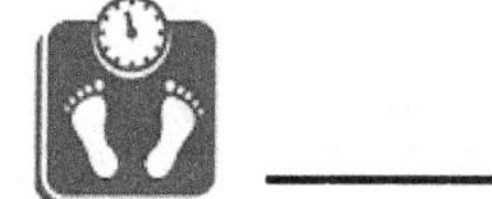 ______

Time	Food / Drink / Shake	Cals	Prt	Fat	Crb

Vitamins & Supplements

Exercise

NOTES

Day 12 ______________________ 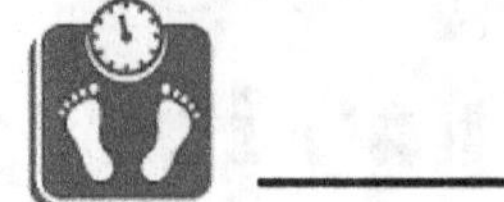 ______

Time	Food / Drink / Shake	Cals	Prt	Fat	Crb

Vitamins & Supplements

Exercise

NOTES

Day 13 ________________ 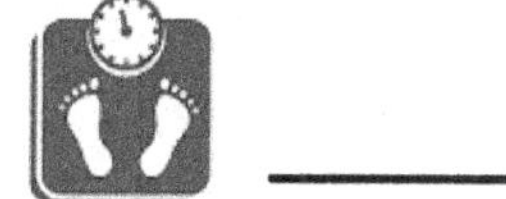 ______

★ ☆ ★   **Water / Fluids**   o o o o o o o o o o   ★ ☆ ★

Time	Food / Drink / Shake 🍽	Cals	Prt	Fat	Crb

Vitamins & Supplements 💊

Exercise 🚲 🏋 🏃 🧘

NOTES

Day 14 __________________ 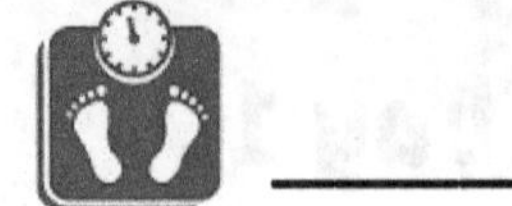 _______

Water / Fluids o o o o o o o o o o

Time	Food / Drink / Shake		Cals	Prt	Fat	Crb

Vitamins & Supplements

Exercise

NOTES

WEEK 3: What I Can Eat & Drink

Guidelines To Follow

What Isn't Working For Me

Day 15 _________________ 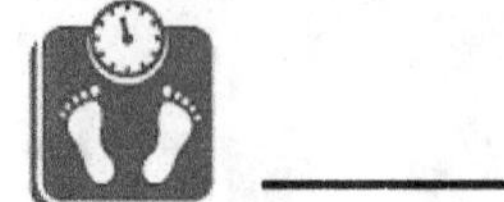 _______

★ ☆ ★   **Water / Fluids**   O O O O O O O O O O   ★ ☆ ★

Time	Food / Drink / Shake 🍽	Cals	Prt	Fat	Crb

Vitamins & Supplements 💊

Exercise 🚲 🏋 🏃 🧘

NOTES

Day 16 ___________________ 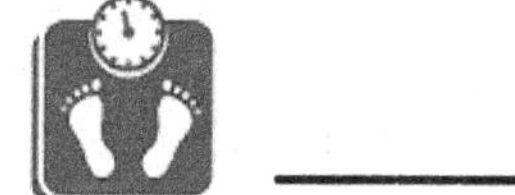 _______

Time	Food / Drink / Shake	Cals	Prt	Fat	Crb

Vitamins & Supplements

Exercise

NOTES

Day 17 __________________ 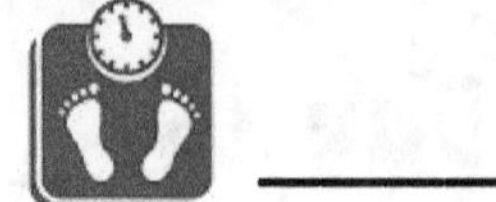 ______

Time	Food / Drink / Shake	Cals	Prt	Fat	Crb

Vitamins & Supplements

Exercise

NOTES

Time	Food / Drink / Shake	Cals	Prt	Fat	Crb

Vitamins & Supplements

Exercise

NOTES

Day 19 _______________ 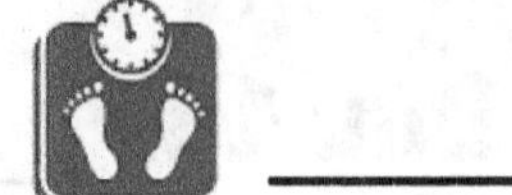 _______

★ ☆ ★ **Water / Fluids** o o o o o o o o o o ★ ☆ ★

Time	Food / Drink / Shake 🍴	Cals	Prt	Fat	Crb

Vitamins & Supplements 💊

Exercise 🚲 🏋 🏃 🧘

NOTES

Day 20 _______________ 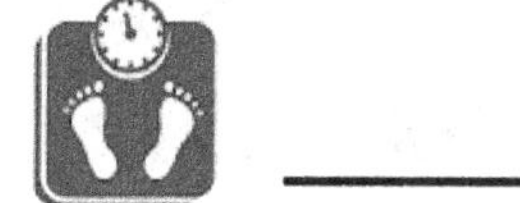 _______

★ ☆ ★   **Water / Fluids**   o o o o o o o o o o   ★ ☆ ★

Time	Food / Drink / Shake 🍽	Cals	Prt	Fat	Crb

Vitamins & Supplements 💊

Exercise 🚲 🏋 🏃 🤸

NOTES

Day 21 __________________ 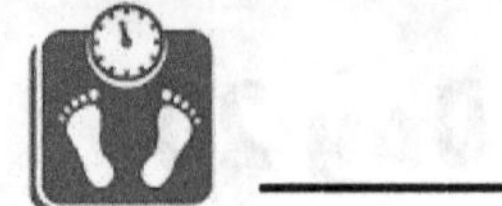 _______

★ ☆ ★ **Water / Fluids** o o o o o o o o o o ★ ☆ ★

Time	Food / Drink / Shake	Cals	Prt	Fat	Crb

Vitamins & Supplements

Exercise

NOTES

★☆★ WEEK 4: What I Can Eat & Drink ★☆★

★☆★☆★ Guidelines To Follow ★☆★☆★

★☆★ What Isn't Working For Me ★☆★

Day 22 __________________  _______

Water / Fluids   O O O O O O O O O O

Time	Food / Drink / Shake	Cals	Prt	Fat	Crb

Vitamins & Supplements

Exercise

NOTES

Day 23 __________________ 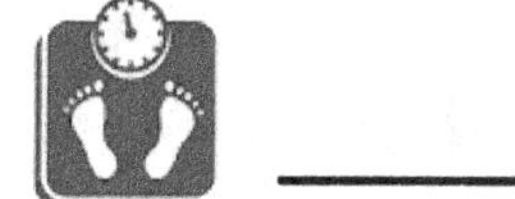 ______

Time	Food / Drink / Shake	Cals	Prt	Fat	Crb

Vitamins & Supplements

Exercise

NOTES

Day 24 _______________

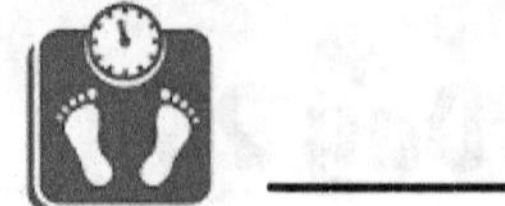 _______

✹☆✹ **Water / Fluids** o o o o o o o o o o ✹☆✹

Time	Food / Drink / Shake		Cals	Prt	Fat	Crb

Vitamins & Supplements

Exercise

NOTES

Day 25 ________________ 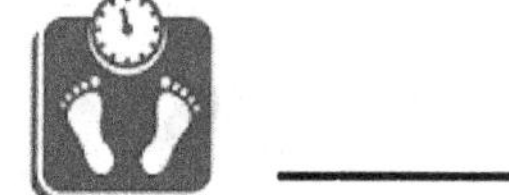 ____

★ ☆ ★ **Water / Fluids** o o o o o o o o o o ★ ☆ ★

Time	Food / Drink / Shake 🍽	Cals	Prt	Fat	Crb

Vitamins & Supplements 💊

Exercise 🚲 🏋 🏃 🤸

NOTES

Day 26 _______________ 🏋 _____

Time	Food / Drink / Shake 🍽	Cals	Prt	Fat	Crb

Vitamins & Supplements 💊

Exercise 🚲

NOTES

Day 27 _______________________ 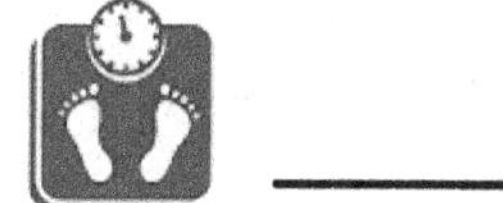 _______

Time	Food / Drink / Shake	Cals	Prt	Fat	Crb

Vitamins & Supplements

Exercise

NOTES

Day 28 ______________ 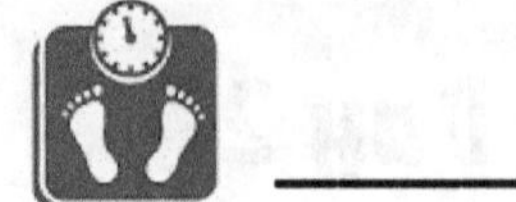 ____

Water / Fluids o o o o o o o o o o

Time	Food / Drink / Shake		Cals	Prt	Fat	Crb

Vitamins & Supplements

Exercise

NOTES

4-Week Evaluation

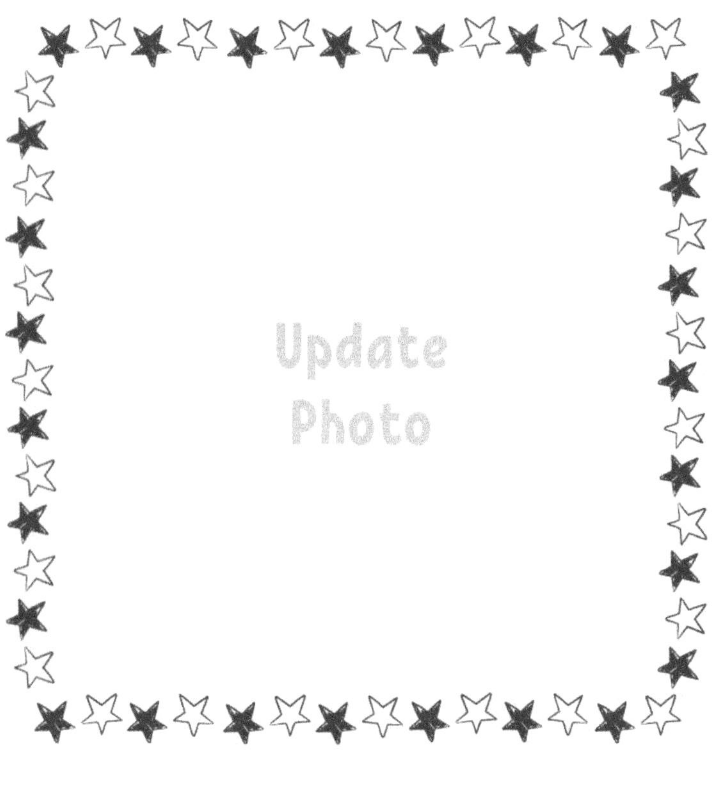

____
Date

Starting weight . . . .   __________

Current weight . . . .   __________

Total weight lost . . . .   __________

Chest measurement . . . .   __________

* Inches/cm lost . . . .   __________

Waist measurement . . . .   __________

* Inches/cm lost . . . .   __________

Hip measurement . . . .   __________

* Inches/cm lost . . . .   __________

★✩★ WEEK 5: What I Can Eat & Drink ★✩★

★✩★✩★ Guidelines To Follow ★✩★✩★

★✩★ What Isn't Working For Me ★✩★

Day 29 ________________  ____

✹☆✹ **Water / Fluids** o o o o o o o o o o ✹☆✹

Time	Food / Drink / Shake 🍽		Cals	Prt	Fat	Crb

Vitamins & Supplements 💊

Exercise 🚲 🏋 🏃 🧘

NOTES

Day 30 _________________________ 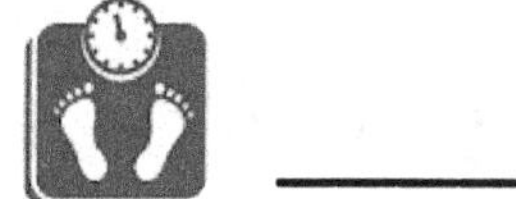 _______

★ ☆ ★   Water / Fluids   o o o o o o o o o o   ★ ☆ ★

Time	Food / Drink / Shake 🍽	Cals	Prt	Fat	Crb

Vitamins & Supplements 💊

Exercise 🚲 🏋 🏃 🤸

NOTES

Day 31 ________________

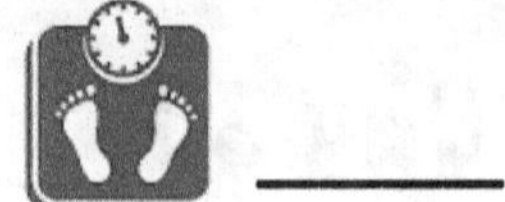 ______

★☆★ **Water / Fluids** o o o o o o o o o o ★☆★

Time	Food / Drink / Shake 🍽		Cals	Prt	Fat	Crb

Vitamins & Supplements 💊

Exercise 🚲 🏋 🏃 🤸

NOTES

Day 32 ________________ 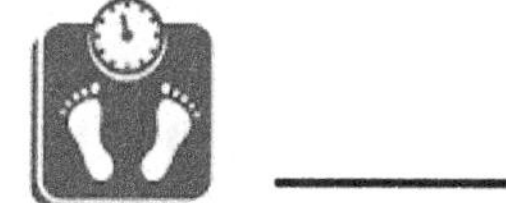 ____

Time	Food / Drink / Shake	Cals	Prt	Fat	Crb

Vitamins & Supplements

Exercise

NOTES

Day 33 __________________ 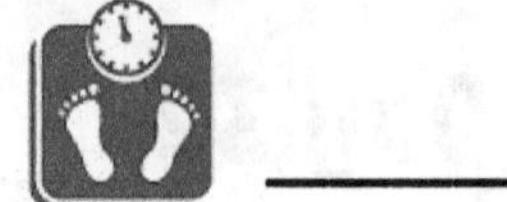 _______

Time	Food / Drink / Shake	Cals	Prt	Fat	Crb

Vitamins & Supplements

Exercise

NOTES

Day 34 __________________ 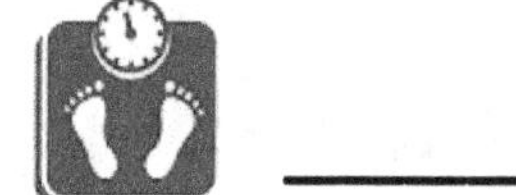 ______

Time	Food / Drink / Shake 🍽	Cals	Prt	Fat	Crb

Vitamins & Supplements

Exercise

NOTES

Day 35 ________________________ 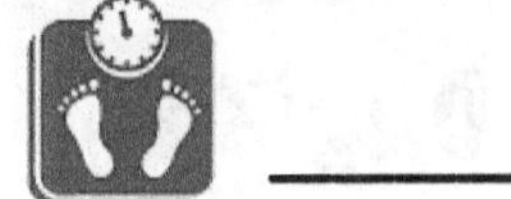 ______

✹ ✩ ✹   **Water / Fluids**   O O O O O O O O O O   ✹ ✩ ✹

Time	Food / Drink / Shake	Cals	Prt	Fat	Crb

Vitamins & Supplements

Exercise

NOTES

✹✩✹ WEEK 6: What I Can Eat & Drink ✹✩✹

✹✩✹✩✹ Guidelines To Follow ✹✩✹✩✹

✹✩✹ What Isn't Working For Me ✹✩✹

Day 36 _________________ 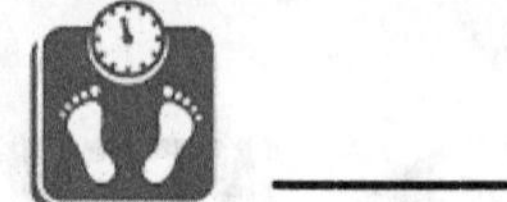 _____

Time	Food / Drink / Shake	Cals	Prt	Fat	Crb

Vitamins & Supplements

Exercise

NOTES

Day 37 _______________ 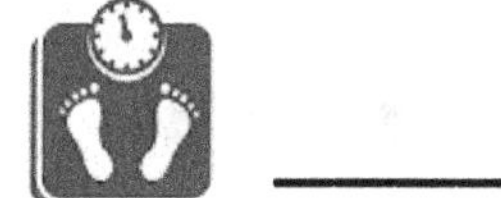 _____

Time	Food / Drink / Shake	Cals	Prt	Fat	Crb

Vitamins & Supplements

Exercise

NOTES

Day 38 ________________ 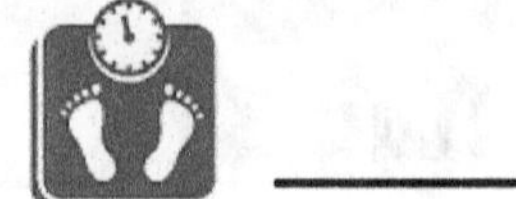 ____

Water / Fluids o o o o o o o o o o

Time	Food / Drink / Shake	Cals	Prt	Fat	Crb

Vitamins & Supplements

Exercise

NOTES

Day 39 __________________ 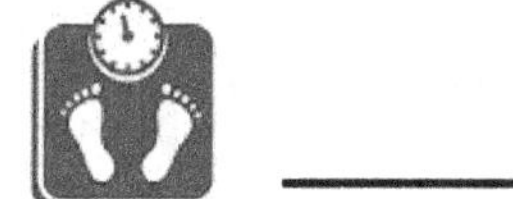 _______

Time	Food / Drink / Shake	Cals	Prt	Fat	Crb

Vitamins & Supplements

Exercise

NOTES

Day 40 __________________ 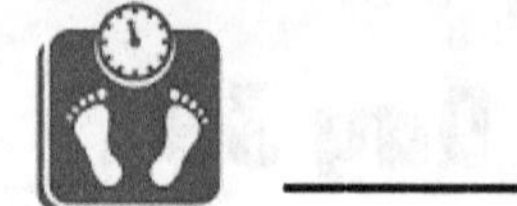 _____

★ ☆ ★ **Water / Fluids** o o o o o o o o o o ★ ☆ ★

Time	Food / Drink / Shake	Cals	Prt	Fat	Crb

Vitamins & Supplements

Exercise

NOTES

Day 41 _______________ 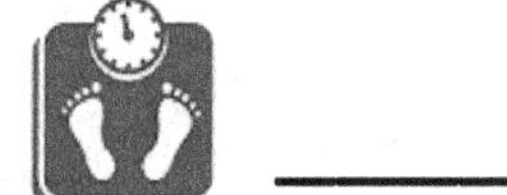 _______

★ ☆ ★ **Water / Fluids** o o o o o o o o o o ★ ☆ ★

Time	Food / Drink / Shake 🍽	Cals	Prt	Fat	Crb

Vitamins & Supplements 💊

Exercise 🚲 🏋 🏃 🧘

NOTES

Day 42 _________________ 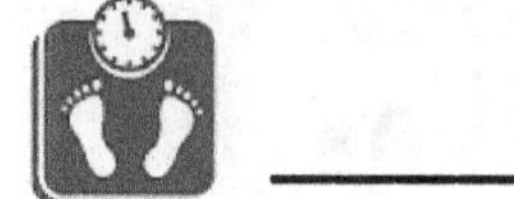 _______

Time	Food / Drink / Shake 	Cals	Prt	Fat	Crb

Vitamins & Supplements

Exercise

NOTES

WEEK 7: What I Can Eat & Drink

Guidelines To Follow

What Isn't Working For Me

Day 43 _______________________ 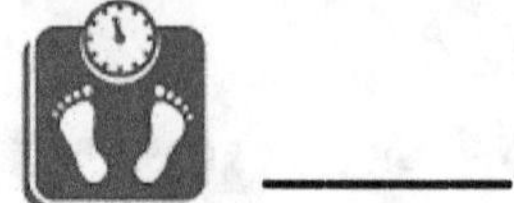 _______

✦ ✩ ✦ **Water / Fluids** o o o o o o o o o o ✦ ✩ ✦

Time	Food / Drink / Shake	Cals	Prt	Fat	Crb

Vitamins & Supplements

Exercise

NOTES

Day 44 _______________________   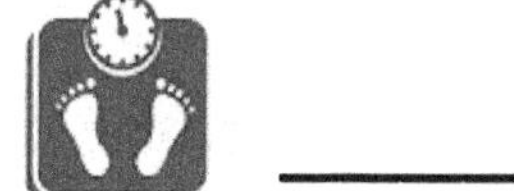 _______

Time	Food / Drink / Shake 🍽	Cals	Prt	Fat	Crb

Vitamins & Supplements 💊

Exercise 🚴 🏋 🏃 🧘

NOTES

Day 45 _______________ 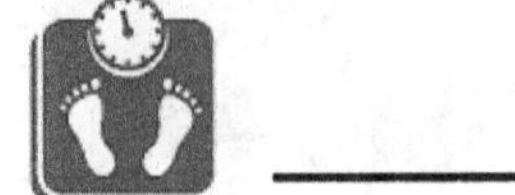 _______

Time	Food / Drink / Shake		Cals	Prt	Fat	Crb

Vitamins & Supplements

Exercise

NOTES

Day 46 ________________ 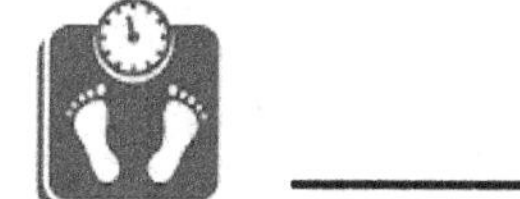 _____

Water / Fluids o o o o o o o o o o

Time	Food / Drink / Shake	Cals	Prt	Fat	Crb

Vitamins & Supplements

Exercise

NOTES

Day 47 _____________________ 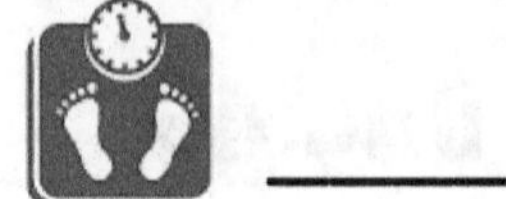 _______

★ ☆ ★　　Water / Fluids　o o o o o o o o o o　★ ☆ ★

Time	Food / Drink / Shake		Cals	Prt	Fat	Crb

Vitamins & Supplements

Exercise

NOTES

Day 48 __________________ 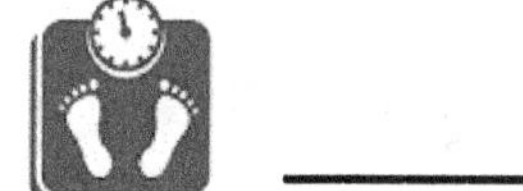 ____

★ ☆ ★   **Water / Fluids**   o o o o o o o o o o   ★ ☆ ★

Time	Food / Drink / Shake	Cals	Prt	Fat	Crb

Vitamins & Supplements

Exercise

NOTES

Day 49 __________________ 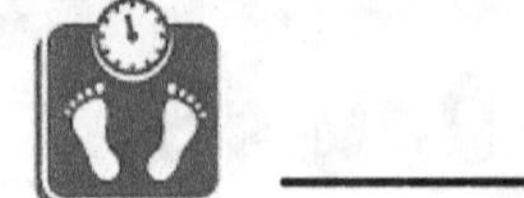 ______

✹☆✹   **Water / Fluids**   o o o o o o o o o o   ✹☆✹

Time	Food / Drink / Shake 🍽	Cals	Prt	Fat	Crb

Vitamins & Supplements 💊

Exercise 🚲 🏋 🏃 🤸

NOTES

✸✩✸✩✸ Guidelines To Follow ✸✩✸✩✸

✸✩✸ What Isn't Working For Me ✸✩✸

Day 50 ______________ 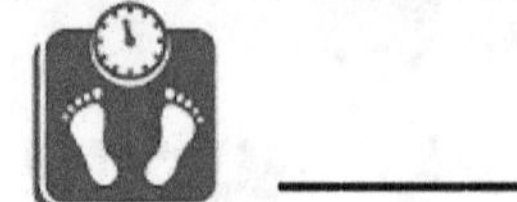 ______

Time	Food / Drink / Shake		Cals	Prt	Fat	Crb

Vitamins & Supplements

Exercise

NOTES

Day 51 __________________ 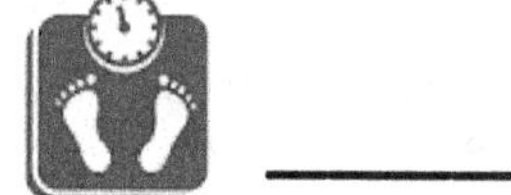 ____

Water / Fluids o o o o o o o o o o

Time	Food / Drink / Shake	Cals	Prt	Fat	Crb

Vitamins & Supplements

Exercise

NOTES

Day 52 ______________________ 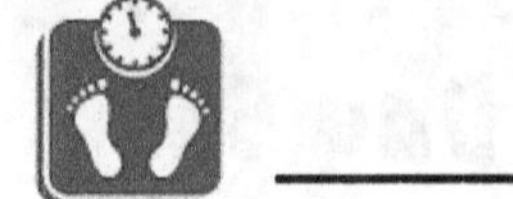 ______

✷ ☆ ✷   **Water / Fluids**   o o o o o o o o o o   ✷ ☆ ✷

Time	Food / Drink / Shake	Cals	Prt	Fat	Crb

Vitamins & Supplements

Exercise

NOTES

Day 53 __________________   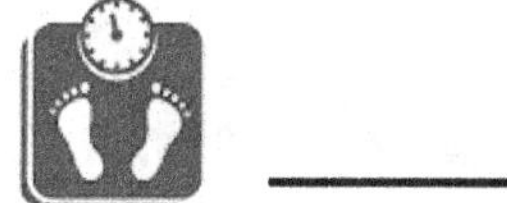 ______

Water / Fluids   o o o o o o o o o o

Time	Food / Drink / Shake	Cals	Prt	Fat	Crb

Vitamins & Supplements

Exercise

NOTES

Day 54 __________________ 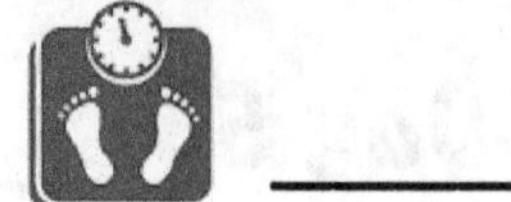 _____

Water / Fluids o o o o o o o o o o

Time	Food / Drink / Shake	Cals	Prt	Fat	Crb

Vitamins & Supplements

Exercise

NOTES

Day 55 _________________ 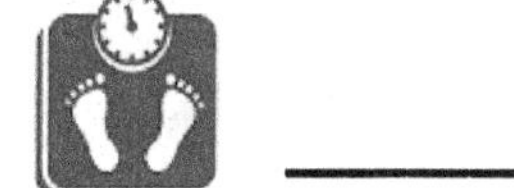 ____

Water / Fluids o o o o o o o o o o

Time	Food / Drink / Shake	Cals	Prt	Fat	Crb

Vitamins & Supplements

Exercise

NOTES

Day 56 _________________________ 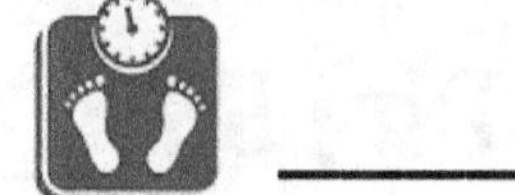 _______

★ ☆ ★   **Water / Fluids**   o o o o o o o o o o   ★ ☆ ★

Time	Food / Drink / Shake	Cals	Prt	Fat	Crb

Vitamins & Supplements

Exercise

NOTES

8-Week Evaluation

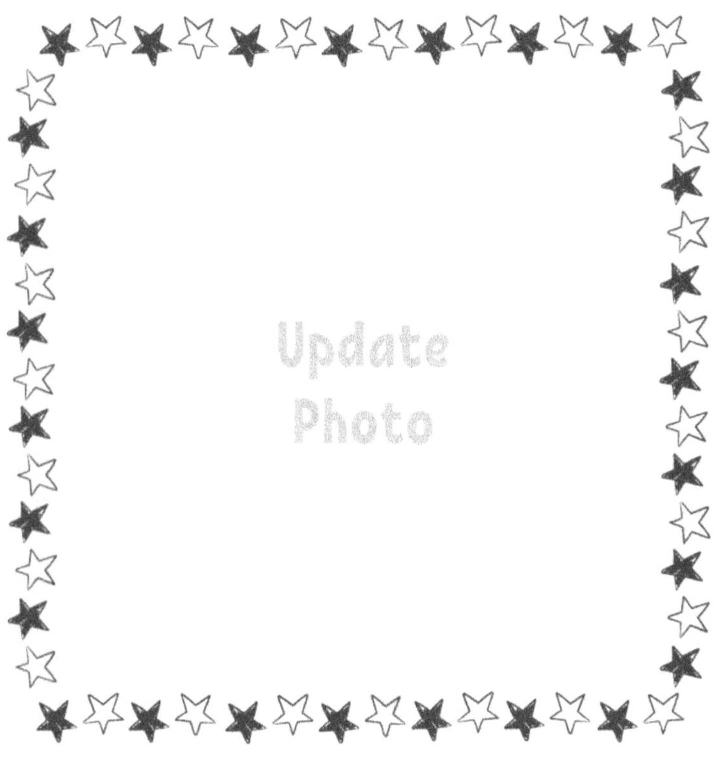

____
Date

Starting weight . . . .   _________

Current weight . . . .   _________

Total weight lost . . . .   _________

Chest measurement . . . .   _________

*** Inches/cm lost** . . . .   _________

Waist measurement . . . .   _________

*** Inches/cm lost** . . . .   _________

Hip measurement . . . .   _________

*** Inches/cm lost** . . . .   _________

WEEK 9: What I Can Eat & Drink

Guidelines To Follow

What Isn't Working For Me

Day 57 _______________ 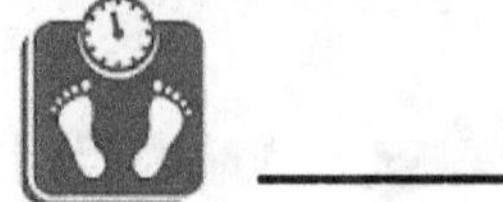 _____

★ ☆ ★   **Water / Fluids**   o o o o o o o o o o   ★ ☆ ★

Time	Food / Drink / Shake		Cals	Prt	Fat	Crb

Vitamins & Supplements

Exercise

NOTES

Day 58 _______________________ 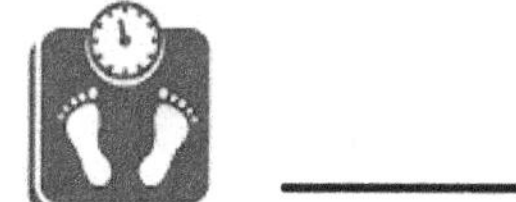 _______

⬛☆⬛ **Water / Fluids** o o o o o o o o o o ⬛☆⬛

Time	Food / Drink / Shake	Cals	Prt	Fat	Crb

Vitamins & Supplements

Exercise

NOTES

Day 59 __________________ 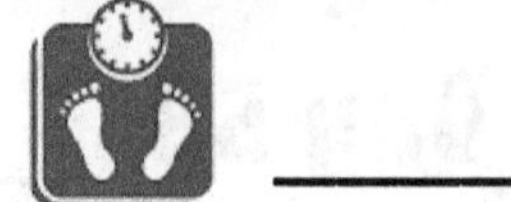 _____

Time	Food / Drink / Shake	Cals	Prt	Fat	Crb

Vitamins & Supplements

Exercise

NOTES

Day 60 __________________ 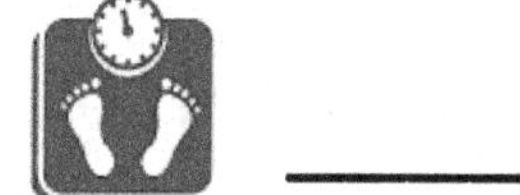 _____

Water / Fluids o o o o o o o o o o

Time	Food / Drink / Shake	Cals	Prt	Fat	Crb

Vitamins & Supplements

Exercise

NOTES

Day 61 __________________ 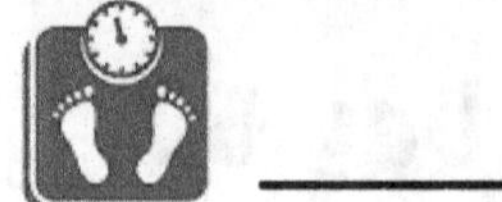 ____

Time	Food / Drink / Shake	Cals	Prt	Fat	Crb

Vitamins & Supplements

Exercise

NOTES

Day 62 __________________ 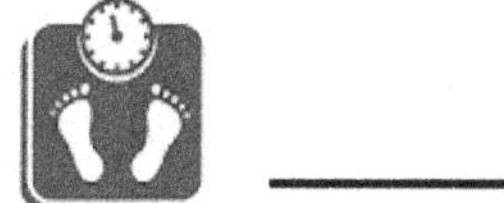 ______

Water / Fluids o o o o o o o o o o

Time	Food / Drink / Shake	Cals	Prt	Fat	Crb

Vitamins & Supplements

Exercise

NOTES

Day 63 _______________ 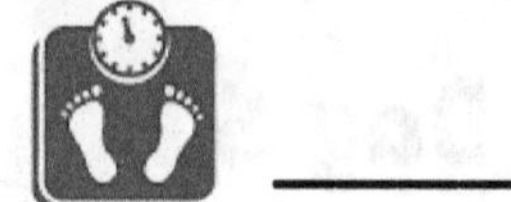 _______

★ ☆ ★ **Water / Fluids** o o o o o o o o o o ★ ☆ ★

Time	Food / Drink / Shake		Cals	Prt	Fat	Crb

Vitamins & Supplements

Exercise

NOTES

WEEK 10: What I Can Eat & Drink

Guidelines To Follow

What Isn't Working For Me

Day 64 _______________________ 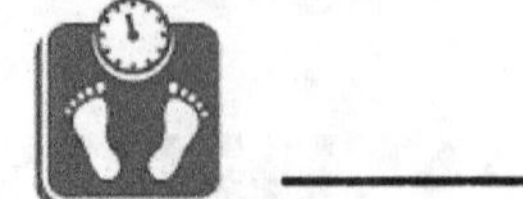 ______

✦☆✦ **Water / Fluids** ⃝ ⃝ ⃝ ⃝ ⃝ ⃝ ⃝ ⃝ ⃝ ⃝ ✦☆✦

Time	Food / Drink / Shake 🍽	Cals	Prt	Fat	Crb

Vitamins & Supplements 💊

Exercise 🚴 🏋 🏃 🧘

NOTES

Day 65 __________________ 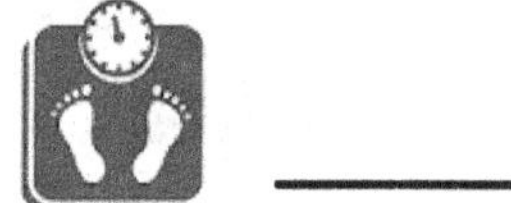 ______

Time	Food / Drink / Shake	Cals	Prt	Fat	Crb

Vitamins & Supplements

Exercise

NOTES

Day 66 _______________________ 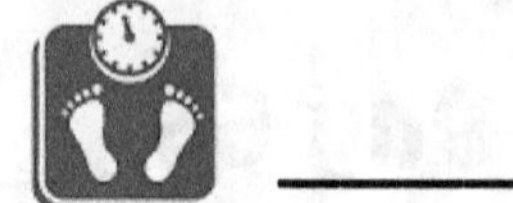 _______

Water / Fluids O O O O O O O O O O

Time	Food / Drink / Shake		Cals	Prt	Fat	Crb

Vitamins & Supplements

Exercise

NOTES

Day 67 _______________________ 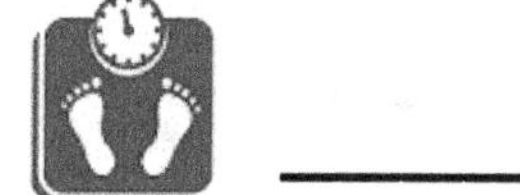 _______

Water / Fluids   o o o o o o o o o o

Time	Food / Drink / Shake	Cals	Prt	Fat	Crb

Vitamins & Supplements

Exercise

NOTES

Day 68 _______________________ 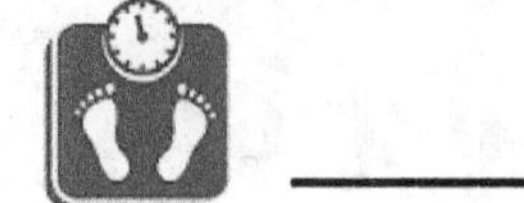 _______

★ ☆ ★ **Water / Fluids** o o o o o o o o o o ★ ☆ ★

Time	Food / Drink / Shake	Cals	Prt	Fat	Crb

Vitamins & Supplements

Exercise

NOTES

Day 69 __________________ 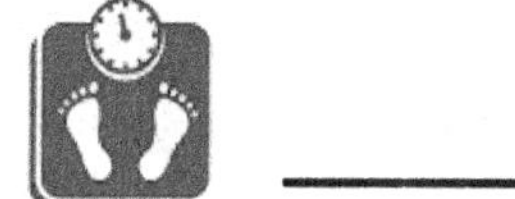 _____

★☆★ **Water / Fluids** o o o o o o o o o ★☆★

Time	Food / Drink / Shake 🍽	Cals	Prt	Fat	Crb

Vitamins & Supplements 💊

Exercise 🚲 🏋 🏃 🧘

NOTES

Day 70 ________________ 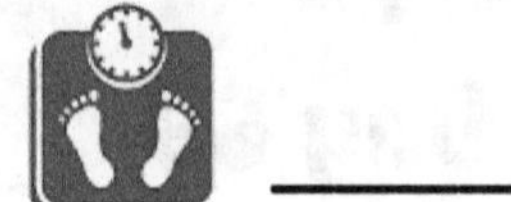 _____

Time	Food / Drink / Shake	Cals	Prt	Fat	Crb

Vitamins & Supplements

Exercise

NOTES

WEEK 11: What I Can Eat & Drink

Guidelines To Follow

What Isn't Working For Me

Day 71 __________________ 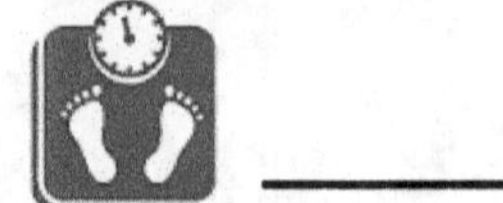 _____

★ ☆ ★ **Water / Fluids** o o o o o o o o o o ★ ☆ ★

Time	Food / Drink / Shake 🍽	Cals	Prt	Fat	Crb

Vitamins & Supplements 💊

Exercise 🚲 🏋 🏃 🧘

NOTES

Day 72 _________________ 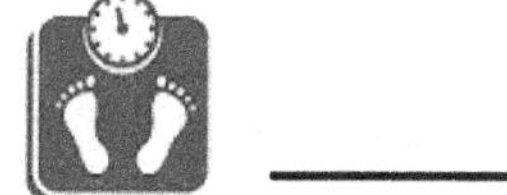 _______

★ ☆ ★ **Water / Fluids** ○ ○ ○ ○ ○ ○ ○ ○ ○ ○ ★ ☆ ★

Time	Food / Drink / Shake 🍽	Cals	Prt	Fat	Crb

Vitamins & Supplements 💊

Exercise 🚴 🏋 🏃 🧘

NOTES

Day 73 _______________ 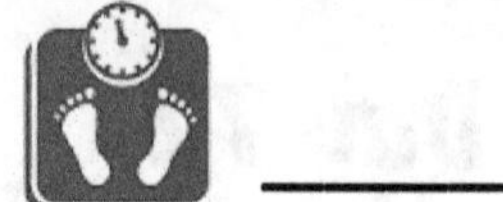 _______

Time	Food / Drink / Shake	Cals	Prt	Fat	Crb

Vitamins & Supplements

Exercise

NOTES

Day 74 __________________ 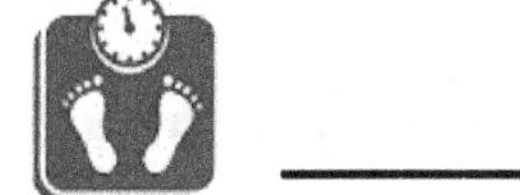 _____

★ ☆ ★ **Water / Fluids**   o o o o o o o o o o   ★ ☆ ★

Time	Food / Drink / Shake 🍽	Cals	Prt	Fat	Crb

Vitamins & Supplements 💊

Exercise

NOTES

Day 75 _________________________ 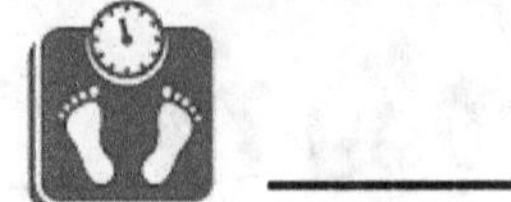 _______

Time	Food / Drink / Shake 🍴		Cals	Prt	Fat	Crb

Vitamins & Supplements 💊

Exercise 🚲 🏋 🏃 🧘

NOTES

Day 76 _________________ 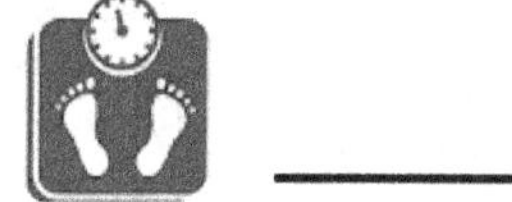 _____

Time	Food / Drink / Shake	Cals	Prt	Fat	Crb

Vitamins & Supplements

Exercise

NOTES

Day 77 __________________ 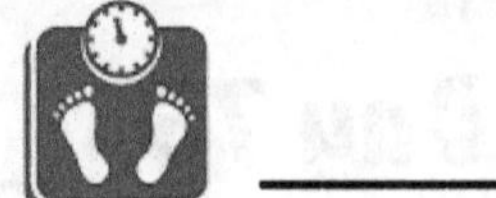 ____

Time	Food / Drink / Shake	Cals	Prt	Fat	Crb

Vitamins & Supplements

Exercise

NOTES

WEEK 12: What I Can Eat & Drink

Guidelines To Follow

What Isn't Working For Me

Day 78 _______________ 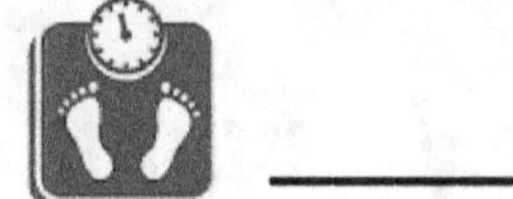 _____

Time	Food / Drink / Shake		Cals	Prt	Fat	Crb

Vitamins & Supplements

Exercise

NOTES

Day 79 ______________ 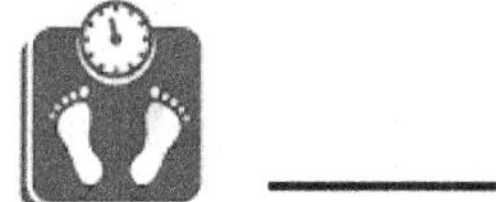 ______

⋆ ☆ ⋆   **Water / Fluids**   o o o o o o o o o o   ⋆ ☆ ⋆

Time	Food / Drink / Shake 🍽	Cals	Prt	Fat	Crb

Vitamins & Supplements 💊

Exercise 🚴 🏋 🏃 🧘

NOTES

Day 80 ________________ 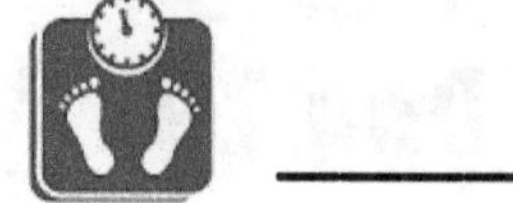 ____

★☆★ **Water / Fluids** O O O O O O O O O ★☆★

Time	Food / Drink / Shake		Cals	Prt	Fat	Crb

Vitamins & Supplements

Exercise

NOTES

Day 81 ______________ 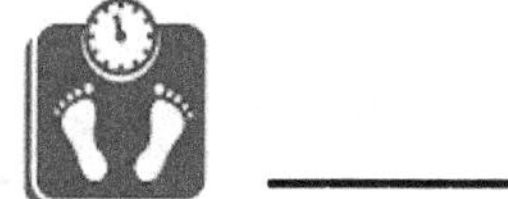 ____

Time	Food / Drink / Shake	Cals	Prt	Fat	Crb

Vitamins & Supplements

Exercise

NOTES

Day 82 __________________ 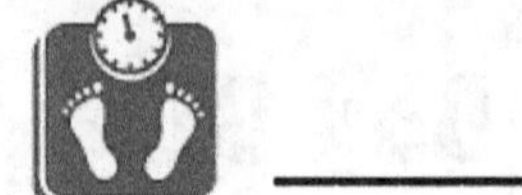 ______

Time	Food / Drink / Shake	Cals	Prt	Fat	Crb

Vitamins & Supplements

Exercise

NOTES

Day 83 __________________ 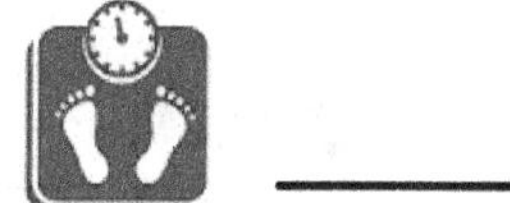 _______

★ ☆ ★ **Water / Fluids** o o o o o o o o o o ★ ☆ ★

Time	Food / Drink / Shake 🍽	Cals	Prt	Fat	Crb

Vitamins & Supplements 💊

Exercise 🚲 🏋 🏃 🧘

NOTES

Day 84 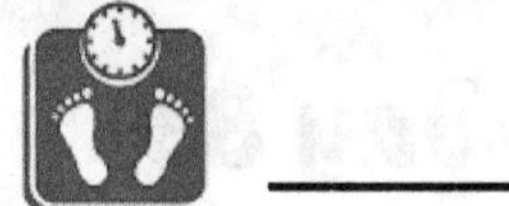 

★ ☆ ★ **Water / Fluids** o o o o o o o o o o ★ ☆ ★

Time	Food / Drink / Shake		Cals	Prt	Fat	Crb

Vitamins & Supplements

Exercise

NOTES

12-Week Evaluation

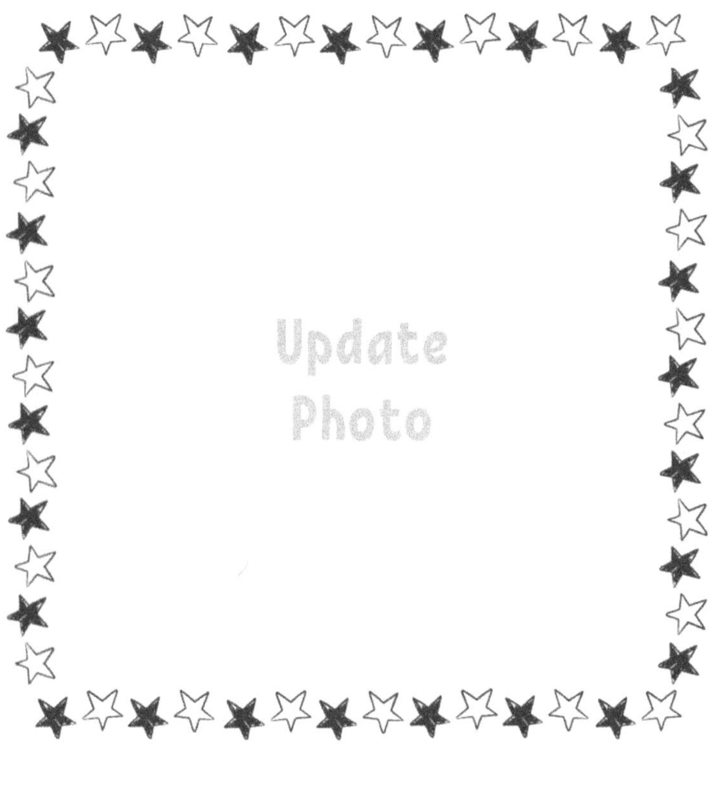

Date

Starting weight . . . . _________

Current weight . . . . _________

Total weight lost . . . . _________

Chest measurement . . . . _________

* Inches/cm lost . . . . _________

Waist measurement . . . . _________

* Inches/cm lost . . . . _________

Hip measurement . . . . _________

* Inches/cm lost . . . . _________

www.ingramcontent.com/pod-product-compliance
Lightning Source LLC
Chambersburg PA
CBHW081621250726
48657CB00009B/2655